Bibliografische Information der Deutschen Nationalbibliothek:

Die Deutsche Bibliothek verzeichnet diese Publikation in der Deutschen Nationalbibliografie; detaillierte bibliografische Daten sind im Internet über http://dnb.d-nb.de/ abrufbar.

Impressum:

Druck und Bindung: Books on Demand GmbH, Norderstedt Germany
ISBN: 978-3-668-15533-6

Dieses Buch bei GRIN:

http://www.grin.com/de/e-book/315599/rehabilitatives-krafttraining-fuer-eine-person-mit-spezifisch-orthopaedischem

Anonym

Rehabilitatives Krafttraining für eine Person mit spezifisch orthopädischem Beschwerdebild

Einsendeaufgabe zum Beispiel der vorderen Kreuzbandruptur

GRIN Verlag

Deutsche Hochschule für
Prävention und Gesundheitsmanagement
Hermann Neuberger Sportschule 3
66123 Saarbrücken

Einsendeaufgabe

Fachmodul: Trainingslehre IV

Studiengang: Gesundheitsmanagement

Studienort: Hamburg

Semester: WS 2012

Inhaltsverzeichnis

1 Diagnose / Anamnese

In der Fitness- und Gesundheitsbranche kommt es vermehrt zu der Konfrontation mit Kunden, die unter gesundheitlichen Einschränkungen leiden. Ein Grund für dieses Phänomen ist der stetige Anstieg der chronisch-degenerativen Erkrankungen in Deutschland und anderen westlichen Industrienationen, die unter anderem auf einen akuten Bewegungsmangel und Übergewicht zurückzuführen sind (Schmidt, M., 2005, S.119).
Laut der Bundesarbeitsgemeinschaft für Rehabilitation zeigen die Ausgaben für Leistungen zur medizinischen Rehabilitation, zur Teilhabe am Leben in der Gemeinschaft und zur Teilhabe am Arbeitsleben eine stetig steigende Tendenz. So wurden im Jahr 2011 für diesen Sektor durch die Sozialleistungsträger 29,6 Mrd. € - und somit knapp 800 Mio. € mehr als 2010 - ausgegeben. Somit ergibt sich für das Jahr 2011 eine Steigerung der Ausgaben von 2,8% (Bundearbeitsgemeinschaft für Rehabilitation, 2013).
Deswegen ist es als Trainer von großer Bedeutung sich ein breites Spektrum an Wissen im Bereich des rehabilitativen Trainings anzueignen, um für jeden Kunden ein individuelles und effektives rehabilitatives Krafttrainingsprogramm erstellen zu können.
Die Planung und Durchführung des jeweiligen Programmes sollte nach Abschluss der medizinischen Heilbehandlung optimaler Weise in Absprache bzw. Zusammenarbeit mit dem behandelnden Orthopäden oder Physiotherapeuten des Kunden erfolgen.
Im Folgenden wird das rehabilitative Krafttraining nach einer Ruptur des vorderen Kreuzbandes behandelt, da diese zu den häufigsten Sportverletzungen gehört. In Deutschland wird jährlich mit ungefähr 35 000 vorderen Kreuzbandläsionen gerechnet – Das bedeutet eine jährliche Inzidenz von 45:100 000 Einwohner (Diemer, F. & Sutor, V., 2007, S. 267).

1.1 Allgemeine und biometrische Personendaten inklusive Bewertung

Tab. 1: Erfassung der allgemeinen Daten der Testperson (Eigene Darstellung)

Allgemeine Personendaten	
Alter	25 Jahre
Geschlecht	Weiblich
Körpergröße	170 cm
Körpergewicht	65 kg
Berufliche Tätigkeit	Industriekauffrau (sitzende Tätigkeit)
Trainingsmotive	- Beweglichkeit des verletzten Beines verbessern - Kräftigung des verletzten Beines - Wiederherstellen des Trainingszustandes vor der Ruptur des vorderen Kreuzbandes im rechten Knie
Frühere sportliche Aktivität	Sportart: Tennis Leistungsstufe: Freizeitorientiert Trainingsumfang: Die Testperson traf sich sporadisch ein Mal die Woche in den Abendstunden mit ihren Freunden zum Tennistraining, bis die freizeitorientierte Mannschaft sich vor zwei Jahren auflöste
Aktuelle sportliche Aktivität	Sportart: Handball Leistungsstufe: Fortgeschritten Trainingsumfang: zwei Mal die Woche à 60 – 90 Minuten seit ca. 10 Jahren
Zeitlicher Verfügungsrahmen	Zwei bis maximal drei Mal die Woche à 60 – 90 Minuten
Raucher	Nein

Tab. 2: Erfassung der biometrischen Daten der Testperson (Eigene Darstellung)

Biometrische Personendaten	
Blutdruck (Ermittlung mithilfe eines Handgelenkblutdruckmessgerätes)	Gemessener Wert: 122/84 mmHg Normwert: 120/80 mmHg Bewertung: Der Blutdruck der Probandin wird laut der Blutdruckklassifikation der American Heart Association als „normal“ eingestuft. Diese Einstufung erfolgte anhand des Studienbriefes „Medizinische Grundlagen“. (Israel, S. & Fikenzer, S. , 2012, S. 166)
Ruhepuls (Ermittlung anhand eines elektrischen Pulsmessgerätes)	Gemessener Wert: 77 S/min Normwert: 60-80 S/min Bewertung: Der gemessene Wert der Probandin lag bei 74 S/min. Bei diesem Ergebnis handelt es sich allerdings um den Tagespuls. Durch den Abzug von 5-10 S/min kann der ungefähre Ruhepuls bestimmt werden. Mit einem geschätztem Ruhepuls von ca. 68 S/min liegt die Probandin im optimalen Bereich. (Israel, S. & Fikenzer, S. , 2012, S. 151)
Body-Mass-Index $\frac{\text{Körpergewicht (in kg)}}{\text{Körpergröße x Körpergröße (in m)}}$	Errechneter Wert: 22,49 kg/m² Normwert: 18,5 – 24,9 kg/m² Bewertung: Anhand des errechneten BMIs wird die Probandin laut WHO als „normalgewichtig“ eingestuft. (Luppa, D. , 2013, S. 223)
Körperfettanteil (Ermittlung anhand einer bioelektrischen Impedanzanalyse (BIA))	Gemessener Wert: 25,5 % Normwert: 20- 29,9 % (Frauen) Bewertung: Der ermittelte Körperfettanteil von 25,5 % ist nach Gallagher, D. et al. als „normal“ einzustufen. (Luppa, D. , 2014, S. 224)

Tab. 2: Erfassung der biometrischen Daten der Testperson (Eigene Darstellung)

Biometrische Personendaten	
Taille-Hüft-Quotient $\left(= \frac{\text{Taillenumfang (in cm)}}{\text{Hüftumfang (in cm)}} \right)$	Gemessener Wert: 0,76 Bewertung: 0,76 < 0,85, somit liegt ein gynoides Fettverteilungsmuster vor. (Luppa, D. , 2013, S. 224)
Stoffwechselkrankheiten	Keine
Chronische oder akute Erkrankungen der Atemwege	Keine

1.2 Spezifische Anamnesedaten

Tab. 3: Anamnesebogen zur Erhebung der spezifischen Anamnesedaten (Eigene Darstellung)

Ärztliche Diagnose / Krankheitsbild (inklusive Ursache, Zeitpunkt, etc.):
Vordere Kreuzbandruptur (rechts) vor 15 Wochen. Akut-traumatisches Beschwerdebild. Ursache: Nicht-Kontakt-Situation während eines Handballspiels am 24.07.2014.
Bisherige medizinische Versorgung:
Festgestellt mit Hilfe einer unfallnahen, sorgfältigen Palpation der Schmerzpunkte und Durchführung des Lachman-Tests (Schubladen-Test) im strikten Seitenvergleich. Magnetresonanztomographie (MRT) als endgültiger Nachweis der vorderen Kreuzbandruptur im rechten Knie (Hertel, P., 2002, S. 119). Darauffolgende OP mit Patellasehnenimplantat am 31.07.2014 mit anschließendem stationärem Aufenthalt von drei Tagen, in denen das Gehen und Treppen steigen an Unterarmgehstöcken und erste Bewegungsübungen durchgeführt wurden. Die Fäden wurden am zehnten Tag post OP gezogen (Ehrenstein & Teuber, S. 1). Vier Wochen post OP wurde auf Anweisung des Arztes eine Orthese getragen, um die Ersatzplastik zu schonen.
Bisherige Therapie (Art und Dauer):
Umfassendes Kniestabilisierungstraining während der 12 wöchigen ambulante Rehabilitation, die medizinische Heilbehandlung bereits abgeschlossen.

Tab. 3: Anamnesebogen zur Erhebung der spezifischen Anamnesedaten (Eigene Darstellung)

Aktuelles Beschwerdebild:	
- Weitestgehend schmerzfrei - Spürbares Kraftdefizit der Muskulatur des operierten Beines - Die Extension und Flexion im betroffenen Gelenk sind noch nicht wieder im vollen Bewegungsausmaß möglich	
Behandelnder Arzt / Physiotherapeut:	
Hausarzt: Dr. med. Frank Schirmer, Facharzt für Allgemeinmedizin **Orthopäde**: Dr. med. Alexander Reimers, Facharzt für Orthopädie **Physiotherapeut**: Michael Müller aus dem RehaMed in Lübeck	
Medikamenteneinnahme:	
☐ Ja, und zwar:	☒ nein
Ärztliche bzw. therapeutische Trainingsempfehlung:	
Anschlusstraining im Gesundheitsstudio zur Kräftigung der kniegelenkumgebenden Muskulatur (besonders der ischiocruralen Gruppe). Außerdem soll durch das Training die Ernährungssituation des Transplantatgewebes verbessert werden und die Propriozeption bzw. Bewegungskoordination soll geschult werden. Des Weiteren soll die Beweglichkeit im Kniegelenk erhalten, bzw. im optimalen Falle weitestgehend verbessert werden.	

1.3 Funktionsdiagnostik

Zur Trainingsplanerstellung wird nun in der weiteren Diagnose ein Test durchgeführt, der den Bewegungsumfang (Range of motion) der einzelnen Gelenksysteme bestimmen soll. In diesem Fall wird der Test mithilfe der Neutral-Null-Methode durchgeführt, die auf der anatomischen Neutral-Null-Stellung basiert (Ficklscherer, A., 2012, S. 2).
Die Neutral-Null-Stellung wird wie folgt definiert:

- Aufrechte Körperposition
- Hängende Arme
- Nach vorne gerichtete Daumen
- Hüftbreiter Stand, bei dem die Füße parallel zueinander stehen
- Knie- und Ellenbogengelenk in einer leichten Flexionsstellung
- Horizontal nach vorne gerichteter Blick (Deutsche Vereinigung für Schulter- und Ellenbogenchirurgie (DVSE) e.V., 2012, S. 10).

Abb. 1: Null-Position: Füße sind in hüftbreiter Stellung, Ellenbogen- und Kniegelenke sind in leichter Flexionsstellung, der Blick ist horizontal nach vorn gerichtet (Deutsche Vereinigung für Schulter- und Ellenbogenchirurgie (DVSE) e.V., 2012, S. 10)

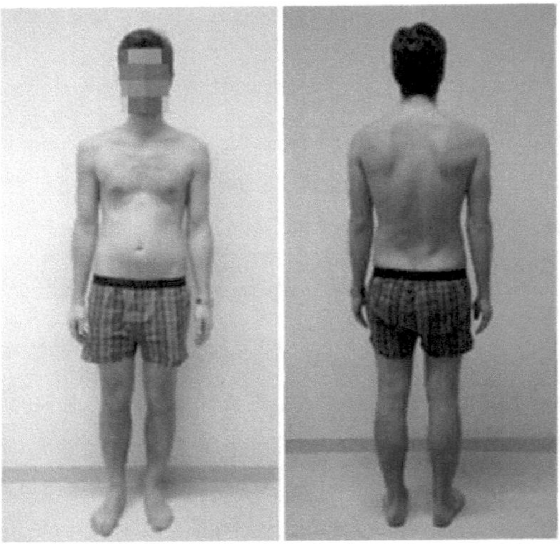

Im Folgenden wird die Beweglichkeit des Kniegelenkes der Probandin getestet. Dabei wird jede Bewegung des Gelenkes und deren Gegenbewegung gemessen. Anschließend wird der Bewegungsumfang dann anhand von drei, durch einen Schrägstrich voneinander getrennten Zahlen, angegeben. Bei diesen Zahlen handelt es sich um die Bewegungsendpunkte in Winkelgraden und der Null-Position, die in der Protokollierung mittig platziert wird (Deutsche Vereinigung für Schulter- und Ellenbogenchirurgie (DVSE) e.V., 2012, S. 11).

Abb. 2: Physiologisches Bewegungsausmaß des Kniegelenks (Eifler, C. & Reiß, M., 2014, S. 86)

Bewegungsrichtung	Bewegungsausmaß in °
Extension/Flexion	5°-10°/0°/120°-150°
Außenrotation/Innenrotation (bei 90° Kniebeugung)	40°/0°/10°

Kniegelenk-Extensionsprüfung:

Die Probandin begibt sich in Rückenlage auf eine Matte und versucht nun bei gestreckt aufliegendem Knie die Verse vom Boden zu lösen. Bei einer normalen Beweglichkeit sollte es möglich sein, die Verse um 1-2 cm vom Boden anzuheben (Eifler, C. & Reiß, M., 2014, S. 86).

Kniegelenk-Flexionsprüfung:

Die Probandin begibt sich in Bauchlage auf eine Matte und versucht mit der Verse ihr Gesäß zu berühren. Ist der Abstand zwischen Verse und Gesäß kleiner oder gleich 10-15cm, liegen keine Bewegungseinschränkungen vor (Eifler, C. & Reiß, M., 2014, S. 86).

Abb. 3: Extension und Flexionsprüfung des Kniegelenkes (Eifler, C. & Reiß, M., 2014, S. 86)

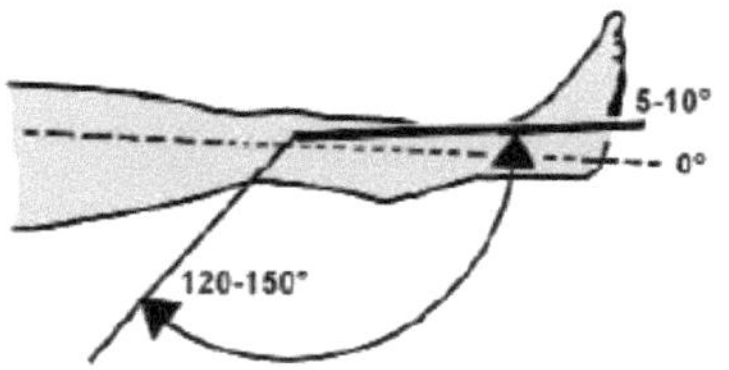

Kniegelenk-Außenrotationsprüfung:

Die Probandin setzt sich auf einen Stuhl und versucht den Fuß bei einer Knieflexion von 90° so weit wie möglich nach außen zu drehen. Der Normwert liegt bei einer Außenrotation von 40° (Eifler, C. & Reiß, M., 2014, S. 86).

Kniegelenk-Innenrotationsprüfung:

Die Probandin nimmt auf einem Stuhl Platz und versucht den Fuß bei einer Knieflexion von 90° nach innen zu drehen. Werden 10° Innenrotation erreicht, liegen keine Beweglichkeitsdefizite vor (Eifler, C. & Reiß, M., 2014, S. 86).

Tab. 4: Bewegungsumfang des Kniegelenkes der Probandin laut der Neutral-Null-Methode (Eigene Darstellung)

Bewegungsrichtung	Bewegungsausmaß in °
Extension / Flexion	0° / 15° / 110°
Außenrotation / Innenrotation (bei 90° Kniebeugung)	40° / 0° / 10°

Nach der Ruptur des vorderen Kreuzbandes ist sowohl die Extension als auch die Flexion im verletzten Kniegelenk noch nicht wieder im vollen Bewegungsausmaß möglich.
Die maximale Beugung des Kniegelenkes ist mit 110° bereits eingeschränkt, während die Streckung nur bis 15° Beugestellung möglich ist. Somit liegt ein Streckdefizit von 15° vor.
Bei der Prüfung des möglichen Ausmaßes von Außen- und Innenrotation hingeben ergaben sich keinerlei Auffälligkeiten.
Da die Probandin die ambulante Rehabilitation von 12 Wochen bereits beendet hat, ist es wichtig, den vollen Bewegungsumfang des Kniegelenkes nun während des Anschlusstrainings im Gesundheitsstudio wieder herzustellen.
Um einen optimalen, an den Gesundheitszustand der Kundin angepassten Trainingsplan zu erstellen, sollte den Ergebnissen des Beweglichkeitstests Beachtung geschenkt werden. Somit sollten sowohl Übungen zur Stärkung der gesamten kniegelenkstabilisierenden Muskulatur, als auch Dehnübungen angeboten werden.

1.4 Bewertung der Diagnosedaten

Die Auswertung der Diagnosedaten der Testperson ergibt, dass keine Kontraindikationen für das anstehende Rehabilitationstraining vorliegen. Auch von ärztlicher Seite steht dem Anschlusstraining nichts im Wege, da die Alltagsbelastbarkeit der Probandin gegeben ist. Nachdem die medizinische Heilbehandlung abgeschlossen ist, folgt nun also das Rehabilitationstrainingsprogramm im Gesundheitsstudio, das hauptsächlich für einen Aufbau der kniegelenkstabilisierenden Muskulatur sorgen soll und der Kundin helfen soll ihren sportlichen Leistungsstand prä-OP wieder herzustellen.
Nach dem Eingangsgespräch und der Diagnose steht fest, dass es sich bei der Kundin um eine gesunde, 25 jährige Frau handelt, die sich bei einem Wackler ohne direkte Beteiligung eines Mitspielers (sogenannte Nicht-Kontakt-Situation) während eines Hand-

ballspiels eine Ruptur des vorderen Kreuzbandes im rechten Knie zugezogen hat. Diese Verletzung tritt aufgrund der schnellen Richtungswechsel und Sprünge vermehrt bei Ballsportarten wie Handball, Basketball oder Fußball auf. Dabei entstehen ungefähr 70% der Verletzungen wie bei der Probandin ohne direkte Beteiligung eines Mitspielers (Wolf, P., Rosenbaum, D. & Raschke, M., 2005, S. 150).

Neben der Ruptur des vorderen Kreuzbandes liegen jedoch keinerlei gesundheitliche Einschränkungen vor und die Kundin beschreibt sich selbst als „kerngesund und fit".

Die Ermittlung der biometrischen Daten kann diese Selbsteinschätzung nur unterstreichen. Alle erhobenen Daten, wie Ruhepuls, Blutdruck, BMI oder Körperfettanteil liegen im „normalen" oder sogar „optimalen" Bereich. Des Weiteren liegt bei der Kundin ein typisches weibliches gynoides Fettverteilungsmuster vor, das im Gegensatz zu dem androiden Fettverteilungsmuster, ein bis zu dreifach verringertes Risiko für Herz-Kreislauferkrankungen mit sich bringt (Luppa, D. , 2013, S. 224).

Auch im Wundheilungsprozess ist die Kundin schon sehr weit vorangeschritten und hat die vierte und somit letzte Phase, die sogenannte „Reorganisationsphase" oder „Umbauphase", bereits erreicht. Ziel dieser Phase ist es, dass sie sich von der Vollbelastung auf die Vollbelastung steigert und sowohl ein Hypertrophie- als auch ein neuromuskuläres Training durchführt (Eifler, C. & Reiß, M., 2014, S. 44). Somit ist die Belastbarkeit der Kundin wieder vollkommen gegeben und auch der Trainierbarkeit steht nichts im Wege.

Abb. 4: Anstieg der Belastbarkeit in den verschiedenen Wundheilungsphasen (Hüter-Becker, A., Betz, U. & Heel, C., 2006, S. 423)

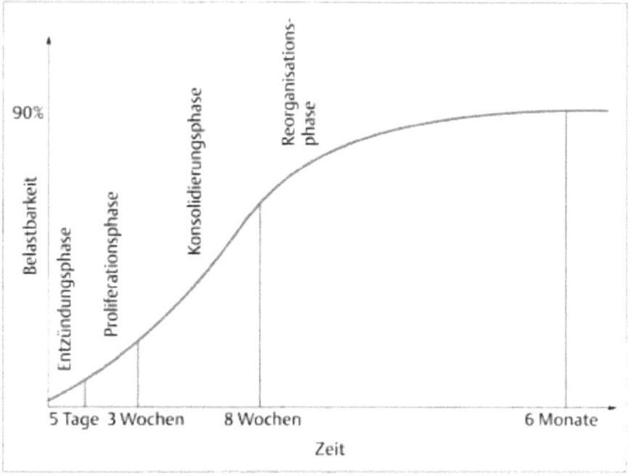

Es ist sehr vorteilhaft, dass die Kundin ein großes Maß an Motivation erweist und an einer produktiven Zusammenarbeit mit dem Trainer interessiert ist, um schnellstmöglich wieder vollkommen zu genesen.

2 Zielsetzung / Prognose

Im zweiten Schritt der Trainingssteuerung zum rehabilitativen Krafttraining hat der Trainer die wichtige Aufgabe anhand der ermittelten Diagnose- und Anamnesedaten der Kundin diskrete Ziele zu formulieren, die sowohl den Inhalt als auch das Ausmaß und die für die Erreichung des Ziels vorgesehene Zeit beinhalten.
Eine realistische Zielsetzung ist hierbei von sehr großer Bedeutung für die Trainierenden, denn aufgrund von unerreichten Trainingszielen können diese sehr schnell die Motivation verlieren und im schlimmsten Falle die Nachbehandlung sogar deswegen vollkommen abbrechen.
Wichtig ist außerdem, dass neben dem eigentlichen Hauptziel mehrere kleine Zwischenziele festgehalten werden, die für die Kundin bereits in absehbarer Zeit erreichbar sind. Durch das Erreichen dieser Zwischenziele werden Erfolgserlebnisse geschaffen, die die Motivation unheimlich steigern. So nähert sie sich dem Hauptziel Stück für Stück mit einem positiven Gefühl.
Die wesentlichen Ziele des rehabilitativen Krafttrainings liegen in diesem Falle in der muskulären Stabilisierung des Kniegelenks und der gesamten unteren Extremität, da eine suffiziente Beinmuskulatur und ein stabiles Kniegelenk die Basis für ein gutes Ergebnis nach einer OP mit Patellasehenenimplantat bilden. Des Weiteren steht die Wiederherstellung der Beweglichkeit in vollem Ausmaß und der Beseitigung von koordinativen Störungen im Vordergrund.
Im Folgenden werden zusammen mit der Testperson drei unterschiedlich relevante und messbare Ziele auf der Basis der Diagnose- und Anamnesedaten festgelegt.

Tab. 5: Formulierung relevanter Trainingsziele für Frau XY (Eigene Darstellung)

	Inhalt	**Ausmaß**	**Zeit**	**Begründung**
1	*Teilziel*: Verbesserung der Gelenk-beweglichkeit	Angleichung der Ergebnisse des Beweglichkeitstests (nach der Neutral-Null-Methode) von verletztem und gesundem Gelenk	Innerhalb von zwei Monaten	In der spezifischen Anamnese tätigte die Kundin bei der Frage nach dem aktuellen Beschwerdebild die Aussage, dass die Extension und Flexion im betroffenen Kniegelenk noch nicht wieder im vollen Bewegungsausmaß möglich sind. Daher ist ein beidseitig gleich ausfallender Beweglichkeitstest nach der Neutral-Null-Methode erstrebenswert.
2	*Teilziel:* Ausgleich des Muskelumfangsdefizites (Aufbau von Muskelmasse)	+ 3 cm auf der verletzten Seite	Innerhalb von vier Monaten	Im Eingangsgespräch antwortete die Kundin auf die Frage nach ihren Trainingsmotiven unter anderem, dass sie die Muskulatur des verletzten Beines stärken möchte. Daher bietet sich der Ausgleich des Muskelumfangsdefizites und der damit verbundene Aufbau von Muskelmasse als Teilziel sehr gut an.
3	*Hauptziel*: Ausgleich des Kraftdefizites der Beinextensoren	+ 10 – 15 % auf der verletzten Seite	Innerhalb von sechs Monaten	Da die Kundin als übergeordnetes Trainingsmotiv nannte, dass sie zu ihrem Trainingszustand prä-OP zurückkehren möchte und in der spezifischen Anamnese ein spürbares Kraftdefizit des verletzten Beines äußerte, ist es von sehr großer Bedeutung den Ausgleich des Kraftdefizites der Beinextensoren als Hauptziel in die Zielsetzung zu integrieren.

Glücklicherweise sind alle von der Kundin in der Diagnose genannten Trainingsmotive realistisch und sollen nun in dem vorgegebenen Ausmaß in Zusammenarbeit mit dem Trainer und dem begleitenden Arzt innerhalb der vereinbarten Zeit erreicht werden.

3 Trainingsplanung Makrozyklus

<u>Tab. 6</u>: Langfristige Trainingsplanung (Makrozyklus) nach ILB zum rehabilitativen Krafttraining nach vorderer Kreuzbandruptur (rechts) für Frau XY (fortgeschrittene Sportlerin) (Eigene Darstellung)

Trainingsparameter	Mesozyklus I	Mesozyklus II	Mesozyklus III	Mesozyklus IV
Dauer (in Wochen)	6	6	6	6
Trainingsziel	Kraftausdauer	Kraftausdauer	Hypertrophie	Maximalkraft
Trainingssystem	Ganzkörper	Ganzkörper	Ganzkörper	Ganzkörper
Häufigkeit/Woche	2	2-3	2-3	3
Intensität (in % ILB)	GB: 50-70 VB: 50-70	GB: 50-70 VB: 50-70	GB: 60-80 VB: 50-70	GB: 70-90 VB: 60-80
Wiederholungen	GB: 25 VB: 25	GB: 20 VB: 20	GB: 12 VB: 12	GB: 6 VB: 6
Satzpausen	1 – 2 min	1 – 2 min	2 – 3 min	3 – 4 min
Muskelarbeitsweise/ Bewegungsgeschw.	2 – 0 – 2	2 – 0 – 2	2 – 0 – 2	2 – 0 – 2
Übungen/Muskel	GB: 1 - 3 VB: 1 - 3	GB: 1 - 3 VB: 1 - 3	GB: 1 - 3 VB: 1 - 3	GB: 1 - 3 VB: 1 - 3
Sätze/Übung	GB: 2 - 3 VB: 2 - 3	GB: 2 - 3 VB: 2 - 3	GB: 2 - 3 VB: 2 - 3	GB: 2 - 3 VB: 2 - 3
Ergänzende Trainingsinhalte	Elektrotherapie (Propriozeptives, bzw. sensorisches Training)	Balance Board und Therapiekreisel (Propriozeptives, bzw. sensorisches Training)	Training auf der GALILEO Vibrationsplatte (Propriozeptives, bzw. sensorisches Training)	Sprungübungen auf dem Trampolin und Übung der abrupten Abstoppbewegungen in Vorbereitung auf die Rückkehr zum Handballsport (Propriozeptives, bzw. sensorisches Training)

ILB- Test 25 Wdh.	ILB- Test 20 Wdh.	ILB- Test 12 Wdh.	ILB- Test 6 Wdh.

3.1 Begründung Makrozyklusplanung

Das Bewegungsprogramm nach der vorderen Kreuzbandruptur für die Patientin sollte sowohl den Muskelaufbau, als auch die normale Beweglichkeit und die neuromuskuläre Stabilisierung des betroffenen Beines gewährleisten ohne dabei einen Schaden für das ersetzte Kreuzband herbeizuführen (Schönle, C., 2004, S. 284).

Die Makrozyklusplanung für Frau XY fand in Anlehnung an das Fünf-Phasenmodell nach Froböse und Lagerström statt (Seidenspinner, D., 2005, S. 102). Da die Patientin die erste Stufe, das sogenannte „Vortraining“, mit dem bradytrophen Training bereits während der zwölfwöchigen stationären Rehabilitation abgeschlossen hat, startet sie im Anschlusstraining, das im Gesundheitsstudio ausgeübt wird, direkt mit der zweiten Stufe.

In dieser Stufe ist das lokale Muskelausdauertraining das primäre Ziel, das durch ein moderates Trainingsgewicht, 12-25 Wiederholungen und 1-6 Sätze gekennzeichnet ist (Seidenspinner, D., 2005, S. 102). Sowohl der erste, als auch der anschließende zweite sechswöchige Mesozyklus haben also das muskuläre Kraftausdertraining zum Ziel. Die Kundin arbeitet infolge dessen während des ersten Mesozyklus‘ mit 25 Wiederholungen und 2-3 Sätzen und im darauffolgenden mit 20 Wiederholungen und ebenfalls 2-3 Serien. In beiden Zyklen wird ein Trainingsgewicht von moderater Intensität verwendet.

Nach den ersten 12 Wochen des Makrozyklus steigt die Kundin dann in die dritte Stufe des Phasenmodells auf, die sich durch ein Muskelaufbautraining mit erhöhten Intensitäten und 2-6 Serien mit 8-15 Wiederholungen auszeichnet (Seidenspinner, D., 2005, S. 102). Das Ziel von Frau XY liegt während des dritten, ebenfalls sechswöchigen Mesozyklus, also in der Hypertrophie. Sie erhöht das Trainingsgewicht und übt 2-3 Sätze á 12 Wiederholungen aus.

Mit dem Abschluss des dritten Mesozyklus‘ steigt die Probandin in die vierte Stufe des Phasenmodells auf, in der die Steigerung der neuromuskulären Kraftqualitäten bei hohen bis maximalen Intensitäten und 3-8 Serien á 1-6 Wiederholungen im Fokus stehen (Seidenspinner, D., 2005, S. 102).

Das Gewicht wird also auch dieses Mal wieder erhöht, während die Kundin in diesem sechswöchigen Mesozyklus mit sechs Wiederholungen und 2-3 Serien arbeitet.

Abb. 5: Fünf-Phasenmodell des muskulären Ausbautrainings (Seidenspinner, D., 2005, S. 102)

- **Stufe 1 (Vortraining):**
  - Ziel: Aktivierung/Innervationsschulung
  - Trainingsintensität: < 30 % der Maximalkraft
- **Stufe 2 (Vortraining):**
  - Ziel: Lokales Muskelausdauertraining
  - Trainingsintensität: 30–40 % der Maximalkraft bei 12–25 Wiederholungen und 1–6 Serien
- **Stufe 3:**
  - Ziel: Muskelaufbautraining
  - Trainingsintensität etwa 40–70 % der Maximalkraft bei 8–15 Wiederholungen und 2–6 Serien
- **Stufe 4:**
  - Ziel: Steigerung der neuromuskulären Kraftqualitäten
  - Trainingsintensität 70–100 % der Maximalkraft bei 1–6 Wiederholungen und 3–8 Serien
- **Stufe 5:**
  - Ziel: Entwicklung vielfältiger und situations(un)abhängiger Kraftqualitäten
  - Ein auf die spezifischen Bedürfnisse abgestimmtes Training. Die erworbenen Kraftfähigkeiten werden in Freizeit- oder Alltagssituationen eingesetzt.
  - Trainingsintensität: < 30 % der Maximalkraft bei Bewegungen mit Widerstands- und Geschwindigkeitsvariationen

Durch die Ruptur des vorderen Kreuzbandes kann es neben der mechanischen Störung ebenfalls zu Ansteuerungsdefiziten kommen (Gröger, A., Mang, A., Burgkart, R. & Gradinger, R., 2010). Aufgrund dessen wird der Kundin empfohlen, begleitend zu dem rehabilitativen Krafttraining, in allen Mesozyklen ein abwechselndes, aber dauerhaftes propriozeptives, bzw. sensomotorisches Training durchzuführen, um diese Ansteuerungsdefizite bestmöglich kompensieren zu können.

Abb. 6: Defizite nach Ruptur des vorderen Kreuzbandes (Gröger, A., Mang, A., Burgkart, R. & Gradinger, R., 2010)

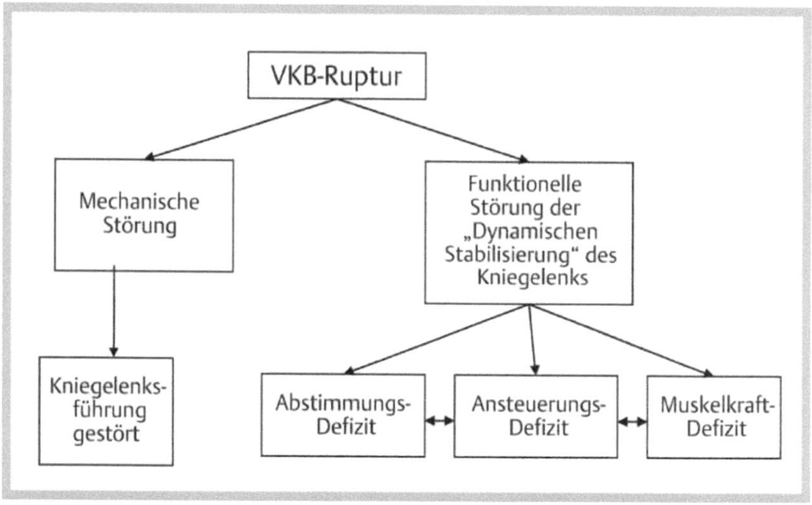

Aufgrund des zeitlichen Verfügungsrahmens von Frau XY erfolgt die Organisationsform des Krafttrainings als Ganzkörpertraining, welches sie zwei bis dreimal wöchentlich ausführt.

4 Trainingsplanung Mesozyklus

Tab. 7: *Mittelfristige Trainingsplanung (Mesozyklus) nach ILB zum rehabilitativen Krafttraining für den verletzten Bereich nach vorderer Kreuzbandruptur (rechts) für Frau XY (fortgeschrittene Sportlerin). Dargestellt ist Mesozyklus III aus dem vorangegangenen Makrozyklus (Eigene Darstellung)*

Zeitdauer in Wochen	**Trai- nings-**	**Trai- nings-**	**Häu- fig-**	**Intensi- tät in %**	**Wdh.**	**Pausen**	**Muskelar- beitsweise**	**Übungen**	**Sätze**
6	Hyper- trophie	Ganzkör- per	2-3	VB: 50-70	VB: 12	2-3 min	2 – 0 – 2	VB: 1 - 3	VB: 2 - 3
Übung	**Wdh.**	**ILB- Test (100%)**	**Sätze**	**Woche 1**	**Woche 2**	**Woche 3**	**Woche 4**	**Woche 5**	**Woche 6**
Verletzter Bereich				**50 %**	**54 %**	**58%**	**62%**	**65%**	**70%**
Beinpresse sitzend, einbeinig	12	20 kg	2 - 3	10 kg	11 kg	11,5 kg	12,5 kg	13 kg	14 kg
Beinbeuger ligend, einbeinig	12	12 kg	2 - 3	6 kg	6,5 kg	7 kg	7,5 kg	8 kg	8,5 kg
½ Kniebeu- ge	12	3 kg	2 - 3	1,5 kg	1,6 kg	1,7 kg	1,8 kg	1,9 kg	2 kg
Ausfall- schritt	12	3 kg	2 - 3	1,5 kg	1,6 kg	1,7 kg	1,8 kg	1,9 kg	2 kg

4.1 Begründung Mesozyklusplanung

Das Hauptziel des dargestellten Makrozyklus‘ ist die Hypertrophie der gesamten Muskulatur des verletzten Beines, denn diese kann zum einen zu einer verbesserten Stabilität im Kniegelenk führen und zum anderen die Gefahr einer erneuten Verletzung enorm reduzieren (Köcher, L. & Ludwig, H., 1999, S.16).

Des Weiteren soll durch das Hypertrophietraining das bestehende Oberschenkelumfangsdefizit ausgeglichen werden.

Die Kraftübung an der Beinpresse aktiviert insgesamt sieben Muskeln, die zur Stabilisierung des Kniegelenkes beitragen: den Adductor brevis, den Vastus inermedius, den Adductor longus, den Adductor magnus, den Vastus lateralis, den Vastus mediales und des Gluteus maximus (Ashwell, K., 2014, S. 123).

Auch das Kniebeugen verfolgt durch das Aktivieren des Adductor brevis, Vastus intermedius, Adductor longus, Adductor magnus, Vastus lateralis, Rectus femoris, Vastus medialis und Gluteus maximus das gleiche Ziel (Ashwell, K., 2014, S. 103).

Die Stabilität wird zusätzlich durch Ausfallschritt erhöht, bei dem sowohl der Adductor brevis, Vastus intermedius, Adductor magnus, Vastus lateralis, Vastus medialis als auch der Gluteus maximus beansprucht werden (Ashwell, K., 2014, S. 104).

Das Anspannen der ischiocruralen Muskulatur schützt wiederum aktiv das vordere Kreuzband, weil sie der vorderen Schublade des Schienbeinkopfes kontinuierlich engegenwirken (Schoenle, C., 2004, S.284).

So ist der Beinbeuger ein wichtiger Bestandteil des Krafttrainingsplanes von Frau XY, da dieser die Aktivierung des Biceps femoris, des Semimembranosus‘ und des Semitendinosus‘ veranlasst (Ashwell, K., 2014, S. 120).

Aufgrunddessen sind die aufgeführten Übungen für die Rehabilitation nach einer Ruptur des vorderen Kreuzbandes indiziert.

Allerdings gibt es auch einige kontraindizierte Übungen nach der Ruptur des vorderen Kreuzbandes. So sollte beispielsweise der Beinstrecker im offenen System nicht mit in den Rehabilitationsplan aufgenommen werden, da diese Krafttrainingsübung zu einer stärker ausgeprägten vorderen Schublade führen kann (Baum, P., 1999, S. 10).

Des Weiteren sollten keine Rotationsbewegungen im Kniegelenk durchgeführt werden, wie beispielsweise das Drehen des Unterschenkels gegen den Oberschenkel.

5 Literaturrecherche

Thema: Recherche und Vorstellung von zwei wissenschaftlichen Studien zur vorderen Kreuzbandruptur

5.1 „Wirkung eines Trainings im offenen und geschlossenen kinetischen Systems nach vorderer Kreuzbandplastik“ von Nitzsche, N. & Schulz, H.

Es handelt sich bei der vorliegenden Studie um eine prospektiv randomisierte Untersuchung von Nitzsche, N. & Schulz, H. aus dem Jahr 2012. Diese sollte die Auswirkungen eines Trainings im offenen und geschlossenen kinetischen System während ambulanter Rehabilitation nach einer Kreuzbandplastik im Hinblick auf die Laxizität, die Kraftfähigkeiten, den Oberschenkelumfang und die subjektive Empfindung der Probanden miteinander vergleichen.

Versuchspersonen:
An der Untersuchung nahmen insgesamt 31 Probanden teil, die sich beim Fußball (N=16), Volleyball (N=2), Handball (N=1), Basketball (N=1), Ski Alpine (N=2) oder sonstigen Aktivitäten (N=9) verletzten und sich in Folge dessen einer Kreuzbandplastik unterzogen.

Dabei galten folgende Einschlusskriterien:

- Zehn Wochen postoperativ
- Semitendinosus-Grazilistransplantat
- Unilaterale Verletzung des vorderen Kreuzbandes

Es galten folgende Ausschlusskriterien:

- Reruptur
- Schwere Knorpelschäden
- Ergüsse
- Bewegungseinschränkungen des Kniegelenks unter 90° Flexion

Abb. 7: *Anthropometrische Daten der Probanden (TG=Trainingsgruppe) (Nitzsche, N. & Schulz, H., 2012, S. 306)*

	geschlossenes System (TG1) N=13				offenes System (TG2) N=18			
	Alter (Jahre)	Masse (kg)	Größe (m)	BMI (kg/m²)	Alter (Jahre)	Masse (kg)	Größe (m)	BMI (kg/m²)
Gesamt N=31								
MW	32,2	83,6	1,78	26,5	27,2	72,9	1,75	23,7
SD	9,5	11,9	0,08	3,5	7,1	13,3	0,07	4,2
Min	17	68	1,64	19,5	16	55	1,62	17,4
Max	44	110	1,87	31,5	42	100	1,87	29,5
Männlich N=23								
MW	33,4	86,4	1,81	26,4	26,5	77,6	1,78	24,3
SD	9,1	10,9	0,06	2,4	5,1	12,4	0,05	2,6
Min	19	75	1,74	23,7	19	60	1,71	18,7
Max	44	110	1,9	30,5	35	100	1,89	27,9
Weiblich N=8								
MW	26	68,5	1,65	25,3	28,7	63,7	1,69	22,2
SD	12,7	0,07	0	0	10,6	10,4	0,06	2,5
Min	17	68	1,64	25,3	16	55	1,62	19,7
Max	35	69	1,65	25,3	42	84	1,78	26,5

Versuchsaufbau:

Bevor die Probanden abwechselnd der Kontrollgruppe (TG1=geschlossenes kinetisches System) und der Versuchsgruppe (TG2=offenes kinetisches System) zugeordnet wurden, mussten sie sich einer klinischen Anamnese und einem Prätest unterziehen, der folgendes beinhaltete:

- Lachmanntest zur Prüfung der vorderen Schublade
- Oberschenkelumfangsmessung im Liegen
- Isokinetischer Test der Oberschenkelmuskulatur
- Achterlauf
- Lysholm Score

Dann trainierten die Patienten über den verordneten Rehabilitationszeitraum drei bis fünf Mal in der Woche à 30-45 Minuten. Nach einer kurzen Erwärmung startete das Training an den Geräten, wobei das Trainingsgewicht jeweils mit Hilfe des 20 Wiederholungsmaximums bestimmt wurde und die Probanden 15-20 Wiederholungen mit vier bis fünf Sätzen realisieren sollten.

Zum Ende der Untersuchung wurde dann der gleiche Test wie zu Beginn der Untersuchung als Posttest durchgeführt.

Abb. 8: ***Beispielübungen zur Kräftigung der Oberschenkelstrecker***
a) Beinpresse im geschlossenen kinetischen System und b) Beinstrecker im offenen kinetischen System (Nitzsche, N. & Schulz, H., 2012, S. 307)

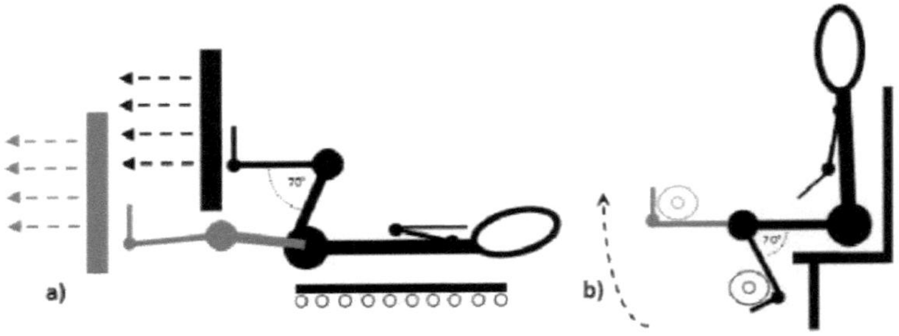

Relevante Ergebnisse und Schlussfolgerungen:

- Gleiches Risiko einer erhöhten Laxizität in beiden Gruppen
- Vergleichbare Abnahmewerte der Umfangsdifferenzen
- Kraftdefizit in Beinbeuger und Beinstrecker konnte in beiden Gruppen signifikant reduziert werden
- Signifikante Verbesserung der Lysholm Scores in beiden Trainingssystemen

Da die Trainingssysteme im direkten Vergleich keine signifikanten Unterschiede lieferten, ergibt sich durch die Möglichkeit der Anwendung des offenen und geschlossenen Systems in der Rehabilitation eine größerer Übungsvielfalt für die Patienten.

5.2 „Wirksamkeit des Steppertrainings als muskuläres Aufbautraining im geschlossenen System nach operativ versorgter vorderer Kreuzbandruptur“ von Hehl, G., Müller, E., M., Bair, K., Pokar, S. & Beck, A.

Die vorliegenden Studie ist eine prospektive Untersuchung von Hehl, G., Müller, E., M., Bair, K., Pokar, S. & Beck, A. aus dem Jahr 2003. Diese sollte die Entwicklung der isokinetischen Kraft nach einem apparativ unterstützten Muskeltraining mit unterschiedlichen Seppergeräten bei Patienten nach einer OP mit Patellasehnenimplantat mit einander vergleichen.

Versuchspersonen:

An der Untersuchung nahmen insgesamt 28 Probanden teil, 23 Männer und 5 Frauen, die ein Patellasehnenimplantat erhielten und zwischen 18 und 39 Jahren alt waren.

Dabei galten folgende Einschlusskriterien:

- OP mittels Patellasehnenplastik am Universitätsklinikum Ulm oder in der Arthros Klinik Neu-Ulm

Es galten folgende Ausschlusskriterien:

- Keine volle Belastung des operierten Beines möglich
- Bewegungsumfang für die Extension/Flexion von < 0° - 10° - 90°
- Schmerzen
- Intraartikuläre Ergussbildung

Des Weiteren gab es eine Kontrollgruppe von 18 Patienten, 7 Männer und 11 Frauen, die zwischen 15 und 54 Jahren alt waren.

Versuchsaufbau:

Die 28 Patienten wurden dabei willkürlich den Trainingsgruppen Ergostep 1000 (Ergostep-Gruppe) und Elite 4000 zugeordnet (Elite-Gruppe).

Abb. 9: Gegenüberstellung der verwendeten Trainingsgeräte (Hehl, G., Müller, E., M., Bair, K., Pokar, S. & Beck, A, 2003, S. 172)

	Ergostep 1000	**Elite 4000**
individuelle Einstellung des Körpergewichts	vorhanden	vorhanden
Stufeneinstellung	15 Zwischenstufen	10 Zwischenstufen
Widerstand	wirbelstromgebremst	wirbelstromgebremst
Tritte	gekoppelt	unabhängig durch Freilauf
Trittgeschwindigkeit	nieder	hoch
Trittgeschwindigkeit bei höherem Widerstand	nimmt ab	nimmt ab

Ab der siebten Woche post OP wurde eine Eingangsuntersuchung durchgeführt und anschließend mit dem 12-wöchigen Trainingsprogramm begonnen, bei dem drei Trainingseinheiten mit je acht Serien pro Woche absolviert wurden. Das Trainingsprogramm war ein submaximales Training zur Steigerung der Maximalkraft, bei dem die Belastung wöchentlich gesteigert wurde.

Begleitend zum Steppertraining erfolgte sowohl bei der Versuchsgruppe als auch bei der Kontrollgruppe eine krankengymnastische Behandlung.

Die isokinetische Kraft wurde anhand des YBEX II-350 Dynamometers vor Trainingsbeginn in der siebten Woche post OP, in der 13. Woche post OP und nach Abschluss des Trainings in der 19. Postoperativen Woche gemessen. Dabei wurden sowohl das isokinetische Drehmomentmaximum als auch der Quotient der Flexoren- und Extensorendrehmomente (H/Q - Quotient) erfasst. Des Weiteren wurde 6 Wochen nach der OP eine klinisch-funktionelle Untersuchung vorgenommen, die folgendes beinhaltete:

- Vordere Schubladenmessung mit dem KT 1000
- Erhebung des Lysholm-Scores
- Einbeinweitsprung-Test aus dem Stand

Relevante Ergebnisse und Schlussfolgerungen:

Isokinetische Drehmaxima:

- Die Ergostep-Gruppe zeigte tendenziell die besten Ergebnisse für die Entwicklung der durchschnittlichen Drehmomente für Extension (von 37,7 % auf 61,7%)
- In Bezug auf die mittleren Drehmomentmaxima beim Eingangs- und Abschlusstest ergaben sich zwischen den Gruppen keine signifikanten Unterschiede

Abb.10: *Prozentuales Verhältnis der durchschnittlichen maximalen Drehmomente für Extension des betroffenen zum nicht betroffenen Bein bei 60°/s (Hehl, G., Müller, E., M., Bair, K., Pokar, S. & Beck, A, 2003, S. 173)*

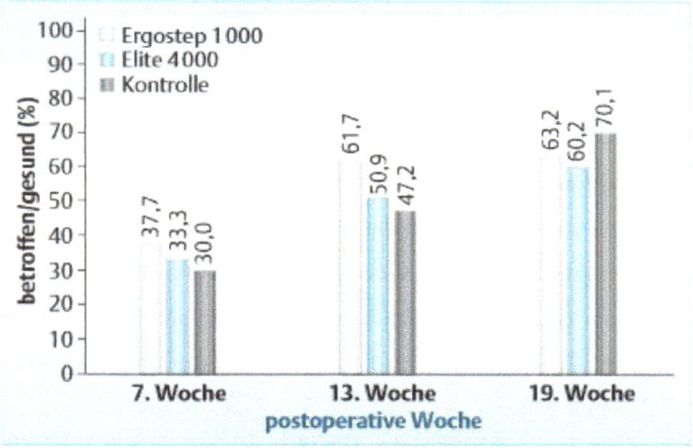

H/Q – Quotient:

- Verhältnis von Flexoren/Extensoren des betroffenen Beines zeigte während der ersten sechs Wochen in der Ergostep-Gruppe einen signifikanten Unterschied gegenüber der Kontroll- und Elite-Gruppe
- Kein signifikanter Unterschied zur Kontrollgruppe für die getesteten Winkelgeschwindigkeiten

Abb.11: Prozentuales Verhältnis der Flexion/Extension des betroffenen und gesunden Beines in der 7., 13. und 19. Postoperativen Woche bei 60°/s (Hehl, G., Müller, E., M., Bair, K., Pokar, S. & Beck, A, 2003, S. 174)

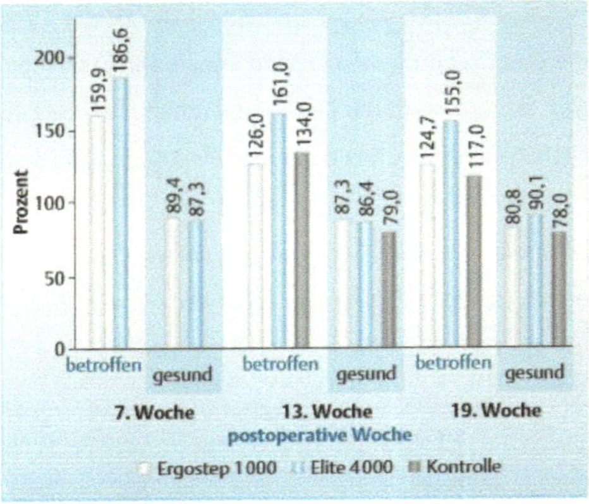

Klinische Untersuchung:

- Keine wesentliche Zunahme der vorderen Schubladendifferenz des betroffenen zum gesunden Bein für beide Trainingsgruppen als auch für die Kontrollgruppe
- Die Trainingsgruppen erzielten mit durchschnittlich 97 Punkten einen deutlich höheren Punktewert im Lysholm-Score als die Kontrollgruppe mit durchschnittlich 64 Punkten
- Im Einbeinsprung-Test zeigten alle Gruppen gute Ergebnisse

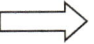

⇨ Die Studie ergab Vorteile für das Ergostep 1000 Gerät bezüglich des durchschnittlichen Drehmoments für Extension als auch des H/Q – Quotienten. Unter anderen könnte dies auf eine geringere Trittgeschwindigkeit von 50-70/min, die Kopplung der Pedale und der 15 Zwischenstufen zur besseren Anpassung der Belastung zurückzuführen sein.

Die Gefährdung des Transplantates durch ein frühzeitiges postoperatives Steppertraining zeigte zwischen den Trainingsgruppen und der Kontrollgruppe in Bezug auf die vordere Schublade keine signifikanten Unterschiede.

6 Literaturverzeichnis

Ashwell, K. (2014). *Das Anatomie-Buch der Fitness.*

Baum, P. (1999). *Die Bedeutung des Muskelaufbautrainings nach Ersatz des vorderen Kreuzbandes mit der Semitendinosusplastik.* Zugriff am 17.12.2014. Verfügbar unter http://d-nb.info/959385878/34

Bundesarbeitsgemeinschaft für Rehabilitation (2013). *Ausgaben für Rehabilitation und Teilhabe.* Broschüre.

Deutsche Vereinigung für Schulter- und Ellenbogenchirurgie (DVSE) e.V. (2012). *Obere Extremität. Schulter, Ellenbogen, Hand - Untersuchungstechniken des Schultergelenks.* Band 7. Zugriff am 07.12.2014. Zugriff unter http://www.dvse.info/fileadmin/dvse/pdf/obex/OBEX_Suppl-1_2.pdf

Diemer, F. & Sutor, V. (2007). *Praxis der medizinischen Trainingstherapie I. Lendenwirbelsäule, Sakroiliakalgelenk und untere Extremität.* 2. Auflage. Zugriff am 07.12.2014. Verfügbar unter http://books.google.de/books?id=4i0m0zHNv_AC&pg=PA267&lpg=PA267&dq=Bezogen+auf+100.000+Einwohner+liegt+die+H%C3%A4ufigkeit+bei+45+zu+100.000+wilke&source=bl&ots=d35xfVq2xt&sig=dN6_8masJKFjS_yE3QKNfYtMPEc&hl=de&sa=X&ei=EEKEVIDUIsrxUoa1g-gP&ved=0CDcQ6AEwAw#v=snippet&q=100.000%20Einwohne&f=false

Ehrenstein & Teuber. *Behandlungsschema nach Ersatzplastik des vorderen Kreuzbandes im Kniegelenk.* Zugriff am 07.12.2014. Verfügbar unter http://sport-medizin.de/wp-content/uploads/2013/06/VKB-Nachbehandlung.pdf

Eifler, C. & Reiß, M. (2014). *Studienbrief Trainingslehre IV – Rehabilitatives Training.* Unveröffentlichte Studienmaterialien. Saarbrücken. Deutsche Hochschule für Prävention und Gesundheitsmanagement.

Ficklscherer, A. (2012). *Orthopädie und Traumatologie*. Zugriff am 02.12.2014. Verfügbar unter http://www.ediciones-narayana.es/homeopathy/pdf/BASICS-Orthopaedie-und-Traumatologie-Andreas-Ficklscherer.12611_2Orthopaedische_Untersuchung.pdf

Gröger, A., Mang, A., Burgkart, R. & Gradinger, R. (2010). Individuelles und funktionsabhängiges Therapiekonzept nach vorderer Kreuzbandruptur. *Sportverletzung Sportschaden, 24* (2), 85-90. Zugriff am 09.12.2014. Verfügbar unter https://www.thieme-connect.de/products/ejournals/html/10.1055/s-0029-1245412

Hehl, G., Müller, E., M., Bair, K., Pokar, S. & Beck, A. (2003). Wirksamkeit des Steppertrainings als Muskelaufbautraining im geschlossenen System nach operativ versorgter vorderer Kreuzbandruptur. *Sportverletzung Sportschaden, 17*, 171-175. Zugriff am 10.12.2014. Verfügbar unter https://www.thieme-connect.de/products/ejournals/pdf/10.1055/s-2003-45408.pdf

Hertel, P. (2002). Verletzungen der Kreuzbänder. *Deutsche Zeitschrift für Sportmedizin, 53* (4), 119-120. Zugriff am 07.12.2014. Verfügbar unter http://www.zeitschrift-sportmedizin.de/fileadmin/content/archiv2002/heft04/stort0402.pdf

Hüter-Becker, A., Betz, U. & Heel, C. (2006). *Das neue Denkmodell in der Physiotherapie – Band 1: Bewegungssystem.* 2. aktualisierte Auflage. Zugriff am 09.12.2014. Verfügbar unter http://books.google.de/books?id=4dZQC3SrwXsC&printsec=frontcover&hl=de&source=gbs_ge_summary_r&cad=0#v=onepage&q&f=false

Israel, S. & Fikenzer, S. (2012). *Studienbrief Medizinische Grundlagen.* Unveröffentlichte Studienmaterialien. Saarbrücken: Deutsche Hochschule für Prävention und Gesundheitsmanagement.

Köcher,L. & Ludwig, H. (1999). *Evaluation von Maßnahmen der postoperativen Versorgung von Patienten mit vorderen Kreuzbandrupturen unter sportwissenschaftlichen Gesichtspunkten.* Zugriff am 17.12.2014. Verfügbar unter https://ediss.uni-goettingen.de/bitstream/handle/11858/00-1735-0000-0006-AF06-1/koecherludwig.pdf?sequence=1

Luppa, D. (2013). *Studienbrief Ernährung I.* Unveröffentlichte Studienmaterialien. Saarbrücken: Deutsche Hochschule für Prävention und Gesundheitsmanagement.

Nitzsche, N., Schulz, H. (2012). Wirkung eines Trainings im offenen und geschlossenen kinetischen Systems nach vorderer Kreuzbandplastik. *Deutsche Zeitschrift für Sportmedizin, 63* (10), 305-310. Zugriff am 02.12.2014. Verfügbar unter http://www.zeitschrift-sportmedizin.de/fileadmin/content/archiv2012/Heft_10/Originalia_Nitzsche.pdf

Schmidt, M. (2005). Gesundheitszustand der Bevölkerung – eine Stichprobe. *Sportverletzung Sportschaden, 19*, 119-122. Zugriff am 26.11.2014. Verfügbar unter https://www.thieme-connect.de/products/ejournals/pdf/10.1055/s-2005-858528.pdf

Schönle, C. (2004). *Rehabilitation.* Zugriff am 17.12.2014. Verfügbar unter https://books.google.de/books?id=l15GXbsb4VwC&pg=PA288&lpg=PA288&dq=vordere+schublade+muskulatur&source=bl&ots=MkafjIKnti&sig=1Q6A9VE3uY1V3_ZNToJD24xB6rE&hl=de&sa=X&ei=ckaRVNGxCY67Pd-qgPAM&ved=0CF4Q6AEwCw#v=onepage&q=vordere%20schublade%20muskulatur&f=false

Seidenspinner, D. (2005). Training *in der Physiotherapie. Gerätegestützte Krankengymnastik.* Zugriff am 16.12.2014. Verfügbar unter http://download.springer.com/static/pdf/316/bok%253A978-3-540-27135-2.pdf?auth66=1418745090_02d02a33479dcb82f981012b3bc16753&ext=.pdf

Wolf, P., Rosenbaum, D. & Raschke, M. (2005). Rupturen des vorderen Kreuzbandes bei weiblichen Athleten. Teil 1: Epidemiologie, Verletzungsmechanismen und Ursachen. *Deutsche Zeitschrift für Sportmedizin, 56* (6), 150-156. Zugriff am 02.12.2014. Verfügbar unter http://www.zeitschrift-sportmedizin.de/fileadmin/content/archiv2005/heft06/150-156.pdf

7 Abbildungs- und Tabellenverzeichnis

7.1 Abbildungsverzeichnis

7.2 Tabellenverzeichnis